PROCEDIMIENTOS BÁSICOS DE PRIMEROS AUXILIOS PARA EL PERSONAL DE:

Organizaciones educativas
Organizaciones sin fines de lucro
Organizaciones de recreación de la comunidad
Organizaciones religiosas
e
Instituciones Post-Secundarias

Empezando con

Curitas

Hasta

Llamar al 911

Un manual práctico de atención médica adecuada

Por

Douglas Max Hall

Como administradores, empleados y personal estamos bendecidos con la alegría, el humor y la espontaneidad que nuestros estudiantes nos traen cada día. Lamentablemente, la vida puede lanzar bolas curvas - particularmente cuando menos esperamos.

Este folleto proporciona información para ayudar a afrontar y atender a los estudiantes cuando ocurre un daño.

El intento es server como un guia para lesiones de menor importancia y para la establilización de situationes de emergencia hasta que se pueda buscar la atención médica adecuada.

Mantener un botiquín de primeros auxilios, practicar respiración profunda y saber dónde encontrar rápidamente los números de contacto para sus estudiantes y personal.

Qué debo hacer en caso of emergencia?

- **No Entre en Pánico.** Respire profundamente. Permanezca tranquilo. Su actitud se traducirá al estudiante que está intentando ayudar.

- **Evaluar.** ¿Es la emergencia leve, moderada o grave? ¿Está mejorando, igual o empeorando?

- Busque **ayuda** si está más allá de sus capacidades. Nunca es mala idea pedir ayuda.

- **Conozca** los procedimientos médicos escolares, protocolos y números de teléfono del personal de contacto.

- **Conozca** el número de control de envenenamientos.

Tabla de contenido

Sección 1: Seguridad Personal
Seguridad personal
Usted debe tomar las siguientes medidas para garantizar la seguridad personal:

• No entre en un ambiente que puede ser inseguro o que tiene el potencial de convertirse en peligroso.

• Nunca debe correr riesgos irrazonables y arriesgar su propia vida para tratar de ayudar a alguien más.

• Si se convierte en víctima, no será capaz de ayudar a nadie.

• Tome un momento para pensar en el peligro al que puede exponerse y pregunte si es seguro hacerlo sin instrucción adecuada.

• Piense en cómo el paciente podría haber sido expuesto a una situación insegura y cuál fue el resultado. ¿Quisiera usted estar en la misma Situación??

• SEA CONSCIENTE DE SUS ALREDEDORES. Siempre este consciente de los peligros y situaciones donde hay probabilidad de peligro.

• **NO PUEDE USTED AYUDAR A NADIE SI SE CONVIERTE EN VÍCTIMA USTED MISMO!**

Patógenos de la sangre
• Patógenos de la sangre son virus o bacterias que pueden causar infección

• Las precauciones adecuadas pueden menorar el riesgo a usted.

• Con equipo de protección adecuado, este riesgo es menor (casi inexistente).

• Siempre sospeche que el paciente es contagioso: ¡no importa la edad del paciente!

Algunos de los virus más notables de tener en cuenta incluyen la Hepatitis C, Hepatitis B y (HIV) Virus de inmunodeficiencia humana. Puede disminuir el riesgo de exposición mediante el uso de practices de protecctión de barrera efectiva.

Seguridad de los demás

- Recuerde: Su seguridad es lo primero!
- Cuidar de otros una vez que su seguridad esté asegurada.
- Nunca entre en un escenario que no es seguro si no está correctamente entrenado.
- ESTÁ PERMITIDO DEJAR EL SITIO CUANDO SE CONVIERTE EN DEMASIADO PELIGRO O INSEGURIDAD PARA USTED.
- ¡USTED NUNCA SERA CULPADO POR PROTEGERSE SI SE SIENTE INSEGURO!!

Leyes del buen samaritano - Resumen

Muchas personas están preocupadas de que cuando intentan ayudar a otros que necesitan asistencia médica, podrían ser demandados por sus acciones. Generalmente esto no es el caso. Las Leyes del buen samaritano están diseñadas para proteger a la persona que esta ayudando, asi como al respondedor de emergencia. Sin embargo, estas leyes varían de estado a estado.

Abandono

Abandono es cuando empieza a ayudar a una persona y toma la decisión de dejar de atenderla. La única excepción a esta regla es si usted, como el rescatador está en peligro o existe un potencial de peligro. Abandono sucede cuando alguien empieza el cuidado, suspende atención por un motivo concreto, y la suspensión de atención causa daños directos a la persona en crisis. Esto es muy difícil de probar, sin embargo, debido a que la lesión debe estar en relación directa con lo que quedó incompleto. Un ejemplo de abandono es tomar a una persona de un coche después de un accidente y dejarlo en medio del camino en peligro de ser atropellado. Para evitar estas situaciones, asegúrese de utilizar el sentido común y tenga cuidado.

Sección 3: Resumen de las lesiones en la escuela

La Mayoría de las lesiones comunes que ocurren en la escuela son:

Fracturas - 36%

Contusiones/abrasiones - 20%

Laceraciones - 17%

Las cepas y esguinces - 12%

Órganos Internos - 5%

Las conmociones cerebrales - 2%

Otros - 3%

Fuente: Base de datos de NEISS, de mayo de 2009

Sección 4: Procedimientos para llamar al 9-1-1

Llamar al 9-1-1: Dar buena información

El despachador de 9-1-1 querrá obtener información de usted para retransmitir a respondedores. Además, utilizará esta información para determinar el tipo y número de personal para responder a la escena. Es importante contestar preguntas y seguir las instrucciones aportadas. Las emergencias pueden llegar a ser bastante caóticas. Cuando la gente se asusta, puede ser difícil obtener la información correcta. Otra vez, asegúrese de ser específico, hablar claramente y tratar de permanecer tan calmado como sea posible.

Por último, los despachadores están entrenados a primero preguntarle dónde está su emergencia y que está sucediendo. Asegúrese de proporcionar esta información cuando se le solicite.

Llame al 9-1-1 en caso de duda

- Llamar en caso de duda: es mejor pecar de cauteloso a después lamentar.
- Llamar tan pronto como sea posible.

Asegúrese de mantener la calma y responder todas las preguntas lo mejor que podáis. Hablar claro, sucinto y proveer la información más detallada como sea posible.

Determinar la capacidad de respuesta o activar 9-1-1

¿Está alerta el paciente? Si no es así, trate de despertar al paciente gritando su nombre y tocándole a él o ella en el hombro. Si esto no funciona, siga los siguientes pasos:

ACTIVAR 9-1-1

La persona debe colocarse en la espalda y en una superficie firme si es posible. Ser específico - dirige a solo una persona a llamar al 9-1-1 por ejemplo, no pregunte, "¿puede alguien llamar al 9-1-1?" ¡En lugar diga "¡Usted, llame al 9-1-1!"

Sección 5: Identificación y tratamiento de trauma

Identificar y describir el trauma

Estar atentos

Las lesiones también pueden incluir huesos rotos o dislocados. Es aceptable decir que un hueso no se ve bien o puede parecer fuera de lugar. Comparar lesiones en los brazos y piernas con el otro brazo o pierna no afectados. En el caso de doble implicación, comparar su propio. Si algo no se ve bien, asegúrese de hacer una nota de él y señalar a los técnicos de emergencias médicas.

Ser un detective

Para enfermedades, describe lo que ha estado sucediendo con la persona. ¿Qué les hizo buscar ayuda o parecer que necesitaban ayuda? ¿Es un problema de respiración? ¿Sintieron mareos, náuseas, etc....? ¿Hablaban de una manera incoherente? ¿Sabe si la persona tiene algún problema médico como diabetes o epilepsia (trastorno convulsivo)?

Ser específico en las descripciones

Recuerde que lo más básico y específico que puede ser, mejor. ¡Ser persistente! No deje que los prestadores de servicios ignoren sus observaciones. Recuerde que usted está tomando un paso proactivo aprendiendo primeros auxilios y tratando de ayudar a la persona. Una vez más, sea persistente sobre sus observaciones.

Trauma

Definición

Trauma se define como lesiones o golpes en el cuerpo que pueden causar lesiones mortales. Lesiones por trauma pueden ser desde menores hasta graves y a menudo son mortal. Lesiones traumáticas son la principal causa de muerte para los adultos, jóvenes y niños en los Estados Unidos.

Prevención

• Los accidentes ocurren pero casi siempre hay medidas preventivas que pueden adoptarse para evitarlos.
• Evitar la actividad peligrosa.
• Ser conscientes de su entorno y medio ambiente a su alrededor.
• Tomar clases de seguridad (moto seguridad, seguridad de la pistola y clases de conducción defensiva) para aumentar su conocimiento y comprensión de cómo pueden ocurrir lesiones traumáticas.

Causas

Hay tantas causas de una lesión traumática que es imposible enumerar cada factor que contribuye al trauma. Algunas lesiones traumáticas comunes resultan de jugar deportes, accidentes automovilísticos, crímenes violentos y las caídas.

Signos y síntomas

Laceración
• Una laceración es una ruptura en la integridad de la piel que se presenta como una rebanada o un corte a las capas de la piel. Puede ser una laceración superficial (como se ve en un corte de papel) o más profundo (como se ve con un corte por un trozo de cristal).

Abrasión

• Raspaduras profundas de una o más capas de piel (raspaduras en la rodilla causadas per caídas en la acera o eritemas causadas por caídas).

Avulsión

• Una avulsión se produce cuando lesiones de piel y/o músculo provoca una cortada profunda y un colgajo de piel que se extirpa parcial o totalmente. Puede ser recordado como un "trozo de piel" que se ha desprendido en total o parcialmente.

La contusión

• La hematoma es causada por traumatismo que resulta en sangrado de vasos sanguíneos rolos debajo de la piel. La piel queda intacta por lo que la sangre se acumula bajo la piel causando dolor y decoloración.
• Decoloración azulada, amarillenta de la piel;
• Masa debajo de la piel como resultado del trauma (Hematoma).
• Un hematoma se produce cuando una fuerza provoca sangrado significativo, continuo bajo la piel. Un hematoma se presenta como un área hinchada de la piel que se llena de sangre. Parece un saco de color rojo/morado en el sitio de la lesión.

Huesos rotos

• **Fractura abierta:** se produce cuando el hueso fracturado sobresale a través de la piel;
• **Fractura cerrada:** una pérdida de integridad de hueso (hueso roto) sin fragmentos que sobresalen a través de la piel.

Amputaciones

La amputación es una herida que implica el corte o desgarro de los dedos, dedos de los pies, manos, pies o piernas. Las amputaciones pueden deberse a equipos industriales, sierras y maquinaria pesada, accidentes, etc..

Tratamiento

Con las manos enguantadas, recoga la parte del cuerpo, envuelva en una gasa apósitos estéril y coloque la parte del cuerpo en una bolsa de plástico o envuelva en plástico. Mantenga fría la parte del cuerpo colocándola sobre hielo o agua fría, asegurándose de evitar que la parte del cuerpo entre en contacto directo con hielo o agua, ya que pueden dañar el tejido y disminuir la posibilidad que la pieza se pueda unir. Si es posible, haga una anotación en la bolsa con el nombre de la persona a quien le pertenece la parte del cuerpo, así como la hora y fecha en que se produjo la amputación. Asegúrese de que la parte del cuerpo llegue al hospital con la persona a quien pertenece, o dele usted mismo la bolsa con la parte del cuerpo directamente al doctor de urgencias usted mismo. Así no habrá ninguna confusión en cuanto a quien la pertenece la parte.

Lesiones de empalamiento

Una lesión de empalamiento es causada por un objeto (como un lápiz, espina de nopal, poste de metal, clavos, etc.), penetran en, o a través de la carne o parte del cuerpo. Si tiene dudas sobre si el objeto es demasiado grande para extirparlo por su cuenta, es mejor consultar al médico.

No intente sacar el objeto, ya que puede causar más daño a la lesión, especialmente si el objeto o partes del objeto, se rompen dentro de los tejidos. También, una vez extraído el objeto, el sitio de la lesión comenzara sangrar excesivamente.

Tratamiento

Envuelva una gasa estéril o un vendaje alrededor del objeto atravesado en forma de Donut para controlar el sangrado y ayudar a estabilizar el objeto. De tratamiento para el shock si es necesario. Busque atención médica de inmediato.

Dislocación

Una luxación se produce cuando dos huesos de una articulación se desprenden o separan. Estas son lesiones muy dolorosas y van desde leves hasta la dislocación severa.

Características de la sangre

El cuerpo humano tiene de 2 a 3 litros de sangre, y están en circulación constante, incluso cuando dormimos. Visualizase 3 botellas de refresco de tamaño litro y es la cantidad de sangre que está circulando normalmente por todo el cuerpo. Cuando vea una lesión, debe ser capaz de describir, a lo mejor de su capacidad, la cantidad de sangre que ha perdido una persona. Esto es a menudo difícil de hacer porque la sangre se compone principalmente de agua y puede evaporarse rápidamente, al igual el agua.

Por otro lado, viendo una gran cantidad de sangre rojo brillante podría hacerle creer que hay una pérdida más grande de lo que existe en realidad. Sólo intente explicar cuanta cantidad puede ver y cuánto tiempo ha pasado desde que la persona comenzó a sangrar. Controlar el sangrado en este punto es crítico para la supervivencia, como discutiremos más adelante.

El Choque y control de sangrado

¿Qué es Shock?

El choque es una serie compleja de eventos en que el cuerpo se encuentra cuando una lesión significante o enfermedad vence a la habilidad del cuerpo para compensar. Cuando una persona está lesionada, el cuerpo tiene sus propios mecanismos para mantenerlo vivo. Cuando la lesión es demasiado grave para el cuerpo de manejar, comienza a dejar de funcionar. Estas series de eventos se llaman choque y pueden ser un signo ominoso.

Algunos ejemplos donde podría ocurrir el choque incluyen sangrado de un disparo en el estómago, un ataque grave, un accidente ocasionando lesiones múltiples de órganos internos o una caída que produce lesiones de órganos internos.

En el ejemplo de choque causado por la pérdida de sangre de una herida en el estómago por una bala, sin cirugía la persona puede morir de lesiones de órganos internos. Esto comienza cuando el cuerpo trata de bombear la sangre más rápidamente y más fuerte para compensar por la pérdida de sangre. A medida que continúa la pérdida de sangre, el corazón tiene menos sangre que bombear a los órganos. Finalmente, el corazón latirá más lento, los órganos se morirán por falta de oxígeno (en la sangre) y el paciente morirá. Todo este proceso de compensación por la pérdida de sangre (mayor frecuencia cardíaca), ritmo lento debido a la falta de sangre y oxígeno, se defina como shock.

Signos y síntomas de Shock (casos severos)

• Palidez y sudoroso;
• Latidos cardíacos rápidos (palpitaciones);
• Sed;
• Pérdida de sangre excesiva;
• Pérdida del conocimiento.

Puntos de presión

Puntos de presión pueden utilizarse cuando la presión directa y la elevación no funcionan. Los siguientes son algunos ejemplos de cuando un punto de presión puede ser utilizado para controlar el sangrado. Tenga en cuenta, sin embargo, que directa presión funcionará la mayoría de las veces, por lo que los puntos de presión no siempre son necesarios. El sangrado debe ser controlado en un lugar más cercano al corazón en vez de donde se produce la lesión como se muestra a continuación.

- **Punto de presión radial:** Utilizado en combinación con presión directa para ayudar con el sangrado de dedo o mano;
- **Punto de presión humeral:** Utilizado en combinación con presión directa para ayudar con sangrado de la muñeca o el brazo;
- **Punto de presión femoral:** Utilizado en combinación con presión directa con el sangrado de la pierna o pie.

Lesiones de cuello y cabeza

Una lesión en la cabeza se produce cuando la cabeza de la víctima entra en contacto con una superficie dura o elemento que causa lesión. Una lesión puede ser abierta o cerrada. Una lesión cerrada ocurre cuando el cráneo no está dañado o agrietado y permanece intacto, sin embargo, el cerebro sufre contusos o resulta herido. Un golpe a la cabeza con un objeto contundente puede causar que el cerebro rebote en el lado del cráneo, dando lugar a una conmoción cerebral o contusión. Una conmoción cerebral es cuando no hay ninguna lesión abierta en la cabeza, pero hay daño en el cerebro. Una contusión es cuando la fuerza del golpe es suficientemente fuerte como para dañar los vasos sanguíneos en el cerebro y causar hinchazón del cerebro. Lesiones en el cuello se producen cuando la columna vertebral (que contiene la médula espinal) está agrietada o rota, causando posibles daños a la médula espinal. Esto interfiere con los mensajes enviados desde el cerebro a otras partes del cuerpo, por lo tanto, el cuerpo no puede funcionar normalmente. Lesiones en el cuello pueden resultar en parálisis y muerte.

Causas de lesiones de cabeza y cuello

- caídas
- accidentes automovilísticos
- accidentes de buceo y natación
- deportes
- peleas
- disparos o puñaladas u otro traumatismo en el área de la cabeza o el cuello
- intentos de suicidio (colgando de una soga, o saltar de un edificio o puente)

Signos y síntomas de lesiones de cabeza o cuello

- dolor de la cabeza, cuello o columna vertebral
- entumecimiento y hormigueo en las extremidades
- pérdida de la sensibilidad/ parálisis
- pérdida de control de la vejiga
- el sangrar de la cabeza o cuero cabelludo
- náuseas y vómitos
- visión borrosa y pupilas dilatadas irregularmente
- desorientado y confundido, preguntas repetitivas
- pérdida de conocimiento
- respiración anormal o forzada
- cráneo deformado
- comportamiento combativo
- sangre o líquido claro proveniente de la nariz, oídos o boca

Tratamiento

Si una persona ha sufrido algún tipo de traumatismo (caída, accidente de coche, accidente deportivo, participación en una pelea, etc.) donde ha habido algunos daños en la cabeza o cuello, llame al 9-1-1 inmediatamente. Verifique si la persona esta alerta y si respira por cuenta propia.

Si la persona no está respirando, hacerla rodar a su lado con mucho cuidado, tratando de mantener su cabeza y el cuello en línea con su cuerpo e inicie la RCP.

Si la persona está respirando bien por su propia cuenta no mueva a la persona. Anímela a mantenerse lo más quieta posible para evitar más lesiones. No apriete las manos y los pies ni trate de examinar el cuerpo para ver si tiene dolor o fracturas de huesos. El causarle a la persona más dolor puede aumentar las posibilidades de movimiento y puede causar más daño. Controle cualquier sangrado manteniendo presión directa, pero otra vez, no mueva el cuerpo. La única ocasión en que es aceptable mover el cuerpo o rodar a su lado, es si su vida está en peligro inmediato (tal como si se encuentra en incendio de vehículo o en riesgo de ahogamiento). Si la victima puede caminar y muestra señas de lesión en la cabeza o el cuello. Haga que el paciente tome asiento y que sostenga la cabeza y el cuello sin mover mientras llega el personal de emergencias.

Sección 6: Lesiones dentales
Lesiones dentales

Lesiones dentales ocurren cuando un diente se avulsiona o se cae completamente de la boca de la víctima, por algún tipo de fuerza bruta, por un objeto o un trauma. Esta es una lesión común en deportes de contacto.

Signos y síntomas

- un diente que falta o está muy flojo
- dolor
- sangrado en el área
- hinchazón
- posibles lesiones de cabeza o mandíbula

Tratamiento

Coge el diente por la corona (¡no toque el área de raíz!) y coloque el diente en una taza de leche de vaca (leche entera es mejor, pero cualquier tipo es mejor que nada) o una bebida deportiva como PowerAde o Gatorade o solución salina (tal como para lentes de contacto). Esto ayudará a conservar la raíz. Si usted lleva el paciente y el diente a un hospital o un dentista dentro de una hora, es posible reinsertar el diente. No deje el diente en seco o enjuague con agua, esto dañará la raíz. Verifique si hay signos de una lesión en la cabeza y busque atención médica si es necesario.

Sección 7: Lesiones en los ojos
Lesiones en los ojos

Una lesión del ojo puede deberse a traumatismos en el ojo, un empalamiento o un objeto libre flotante en el ojo. Lesiones en los ojos también pueden ser causadas por quemaduras térmicas o de químicas en los ojos. Aunque este tipo de lesiones generalmente no es peligroso para la vida, puede ocurrir pérdida permanente de visión.

Anatomía del ojo

Esclerótica (parte blanca del ojo), pupila (punto oscuro en el medio que permite que la luz entre en el ojo), iris (la parte coloreada del ojo que actúa como un músculo contratante que se expande y se retrae para dejar entrar más o menos luz), córnea (la capa clara sobre el ojo que protege el globo ocular real) párpado (el colgajo de piel que cubre el ojo cuando se cierran los ojos o parpadear para proteger el ojo y evitar que se seque), zócalo (el orificio en el cráneo donde se encuentra el ojo) del ojo, pestañas (los pequeños pelos ubicados en el párpado superior e inferior que ayudan a mantener objetos lejos de los ojos como viento, polvo y escombros)

Signos y síntomas

- picazón y sensación de ardor en uno o ambos ojos
- dolor o una sensación que hay algo pegado o flotando alrededor en el ojo
- un desgarro, rasguño, laceración o distorsión de la córnea o iris
- enrojecimiento en o alrededor del ojo
- moretones alrededor de los ojos
- un objeto penetrante visible o flotando en el ojo
- pérdida completa de, o visión borrosa/distorsionada
- inflamación del ojo u ojo dislocado del zócalo del ojo.

Tratamiento

No intente quitar el objeto del ojo con los dedos.

Objeto en el ojo

Si hay un objeto pequeño flotante, en el ojo, ayude al paciente a mantener el ojo abierto y enjuague suavemente con agua limpia y fría o solución salina (una botella de agua, ducha, manguera, fregadero de la cocina) con una copa o directamente de la fuente de agua. Haga esto durante 20 minutos o hasta que se siente como si el objeto ha sido eliminado, o hasta que la quema se ha detenido. Esto es difícil de hacer con los niños pequeños. Métalos al duche, con toda su ropa si es necesario. Ajuste la ducha a una temperatura tibia y deje que el agua corra por su rostro. Enséñele al niño a parpadear tantas veces como sea posible para lavar el área del ojo. También es el tratamiento si hay una sustancia química en el ojo, tales como champú o spray. Si el ojo todavía presenta heridas o quemaduras después del lavado, si hay enrojecimiento excesivo o distorsión, o si usted tiene alguna duda, busque de inmediato atención médica. Ojos son una parte del cuerpo muy sensible y se dañan más fácilmente. No siempre es posible ver lesiones en el ojo.

Si hay objetos afilados en los ojos, o empalamientos, o si el ojo es lacerado o distorsionado, no enjuague los ojos con agua. Coloque un vendaje o un vaso pequeño (dependiendo de la lesión) sobre los ojos de la víctima. Esto evitará que el ojo reciba más lesiones y disuadirá a la víctima de intentar tocar, frotar o picar su ojo, para no empeora la lesión. Es necesario cubrir ambos ojos ya que esto reduce el movimiento de los ojos y ayuda a prevenir más daño ya que los ojos se mueven juntos, ambos al mismo tiempo. Asegure la venda sobre la cara del paciente con cinta médica asegurándose de no poner ningún tipo de presión en el ojo y busque atención médica inmediatamente.

Tipos de quemaduras en el ojo

Quemaduras térmicas

Quemaduras térmicas al ojo pueden ser causadas por la cercanía de los ojos o en contacto directo con fuentes de calor como una fogata, fuegos artificiales, explosiones, etc. Haga que la víctima mantenga sus ojos cerrados y cubra ambos ojos con un vendaje flojo y húmedo. ¡Busque atención médica de emergencia de inmediato!

Quemaduras químicas

Causadas por cualquier tipo de líquido, gas o químicas en polvo que vienen en contacto directo con los ojos. Champú, laca, limpiadores, productos químicos industriales, etc., son algunos ejemplos. Lave el ojo con agua fresca lo mas pronto posible durante 20 minutos. Busque atención médica si tiene alguna duda o si el ojo sigue con dolor o ardor después del enjuague del ojo. Algunos productos químicos no causan ardor y dolor en los ojos inmediatamente, pero aún pueden causar daños graves. Por lo tanto, todos los productos químicos deben ser enjuagados inmediatamente.

Quemaduras de Luz

Estas son causadas por la exposición a alta intensidad de luz como la ceguera de la nieve o de soldadura sin protección ocular. Básicamente es como una quemadura en el ojo. Que el paciente cierre sus ojos y coloque una venda opaca o parches oscuros sobre los ojos y busque atención médica. La víctima tendrá una sensibilidad severa a la luz cuando se produce este tipo de lesión.

Sección 8: Mordeduras y picaduras
Mordeduras y picaduras

Definición

• Una mordedura o picadura de un insecto, reptil u otro animal que puede provocar una reacción no deseada.

Los ejemplos incluyen pero no están limitados a:

• Abejas;
• Arañas;
• Serpientes;
• Hormigas;
• Avispas;
• Otros insectos.

Signos y síntomas

• Enrojecimiento y la irritación;
• Golpes;
• Urticaria;
• Sensación de entumecimiento/Sensación de hormigueo;
• Sensación de ardor;
• Decoloración de la piel;
• Fiebre;
• Escalofríos;
• Mareos/vahídos;
• Náuseas y vómitos;
• Dificultad para respirar;
• Anafilaxia (severa).

Cómo sucede

Hay muchas rutas por las cuales una persona puede sufrir una picadura o una mordedura.

Lo que debe hacer

• Retire a la persona del peligro si no pone su seguridad en riesgo.
• ¡No se convierta en una víctima!
• **Para las picaduras de abeja:** extraer el aguijón con la uña o una tarjeta de crédito. Si está utilizando una tarjeta de crédito, barra lentamente encima del aguijón para sacarla. No empuje el aguijón en la piel o pase el aguijón por encima de la piel.
• **Para otros insectos:** ¡llame al 9-1-1 para reacciones severas!

Cuándo llamar al 9-1-1

• Reacciones graves;
• Dificultad para respirar;
• Anafilaxia;
• Cuando la persona pide ayuda;
• En caso de duda, ¡llame al 911!

Nota: Las mordeduras humanas
Para las mordeduras humanas, rápidamente lave la zona de la mordida con agua y jabón y aplique presión directa para detener cualquier sangrado. Busque atención médica inmediata para evaluación o tratamiento adicional con respecto a riesgo a enfermedades de patógenos de la sangre. Asegúrese de documentar y reportar cualesquiera mordeduras humanas que se producen en un entorno de trabajo.

Picaduras y mordeduras de vida marina

Algunas criaturas de vida marina, agua dulce y saladas, que pueden ser peligrosas para los seres humanos incluyen:

- medusas (picaduras)
- tiburones (mordeduras)
- mantarrayas (picaduras)
- erizos de mar (picaduras)
- anémona de mar (picaduras)
- morenas y anguilas eléctricas (mordeduras)
- caracol de cono (picaduras)
- Coral (picaduras)
- barracudas (mordeduras)
- hidrozoos (picaduras)
- serpientes marinas (mordeduras)
- bagre (picaduras)

Los síntomas incluyen:

- laceraciones
- sangrado
- dolor, hormigueo e hinchazón
- marcas de perforación, o protuberancias y marcas rojas
- calambres
- fiebre
- dificultad para respirar
- náuseas o vómitos
- mareo
- sudoración

<u>Tratamiento para las picaduras:</u>

- Calmar a la víctima y tratar de mantenerla quieta.

- Use una toalla o guantes para eliminar aguijones o tentáculos, teniendo cuidado de no ser picado

- Enjuague el área con agua salada (agua dulce o lo orina causan que los aguijones suelten más veneno)

- Vierta el vinagre sobre la zona afectada para detener el ardor, o use ablandador de la carne, si está disponible. Empape toallas o trapos en vinagre y manténgalas envueltas alrededor de la zona afectada hasta que deje de arder la picadura.

- Sumerja el área en agua caliente (tan caliente como el paciente pueda aguantar) por 30-90 minutos para detener el ardor si es necesario.

- Busque atención médica inmediatamente si se producen mareos, pérdida de conocimiento, dolor de pecho, dificultad

- para respirar, fiebre, diarrea o náuseas y vómitos.

> **Para las picaduras de mantarraya, empape la zona afectada en agua caliente o amoníaco para detener el ardor. El vinagre empeorará la picadura. Orinar en la zona afectada ayudará con este tipo de picadura, pero no con una picadura de Medusa.**

> **El uso de pantimedias mientras se nada ayuda evitar las picaduras de medusas. Los tentáculos no pueden penetrar este material.**

Intoxicación por sobredosis

Definición

- Una intoxicación es la ingestión intencional o accidental de una sustancia que puede ser perjudicial para los sistemas del cuerpo.
- Una sobredosis es la ingestión intencional o no intencional de un medicamento o sustancia que puede ser perjudicial para el organismo.

Prevención

- Mantenga todos los productos de limpieza de casa alejados de los niños. Los artículos de limpieza de casa a menudo contienen cloro y amoníaco que pueden causar graves daños corporales y muerte.
- Mantenga todos los medicamentos fuera del alcance de los niños;
- Asegúrese de que todos los medicamentos estén en recipientes adecuados que están correctamente etiquetados.
- Consultar con la farmacia en la dosificación adecuada de nuevos medicamentos. Asegúrese de que usted entiende los requisitos de dosificación para todos los medicamentos. Muchas sobredosis ocurren porque la persona no entiende la información de dosificación y se ingiere mucho.

Signos y síntomas

- Signos y síntomas pueden variar grandemente dependiendo del veneno.
- Ansioso;
- Inconsciente;
- Pálido y sudoroso;

Cómo sucede

- El cuerpo trata de expulsar lo que se ha inyectado o tomado, por lo tanto, vómitos y diarrea son muy comunes.
- La respuesta del organismo al veneno puede ser más perjudicial que el veneno mismo donde el cuerpo actúa sobre la sustancia como un alérgeno.
- El veneno también reacciona en el cuerpo. Esto puede variar ampliamente dependiendo de que se compone la sustancia.

Cuatro vías de intoxicación *(ejemplos)*

- Inyección: *(picadura de aguja de IV o de abeja)*;
- Ingestión: *(bebiendo blanqueador o limpiador de ventanas)*;
- Absorción: *(polvo químico sobre la piel)*;
- Inhalación: *(pesticidas o gas natural)*.

Lo que debe hacer

- Calmar a la persona si está ansiosa.
- Llame a control de envenamientos.
- Llame al 9-1-1 si es dirigida o si la persona está en condición crítica.
- Determinar el veneno;
- Averiguar cuánto tomó;
- Averiguar cómo fue tomada;
- Siga las instrucciones de control de envenenamientos;
- **Nota:** si el paciente está vomitando o tiene vómito en la boca, coloque al paciente en posición de recuperación Haines.

Cuándo llamar al 9-1-1

- La persona esta inconsciente;
- Dificultad para respirar;
- Dolor severo;
- Cuando dirigida por control de envenenamiento;
- Si la persona está críticamente enferma;
- En caso de duda, ¡llame al 911!

Sección 10: Emergencias de calor

Emergencias de calor

Definición

- Cualquier calor relacionado con la enfermedad de la exposición directa al calor o la exposición indirecta (incluyendo el ejercicio);
- Común en climas cálidos;

Prevención

- Hidratarse adecuadamente antes de salir a la calle o hacer ejercicio.
- Evitar la prolongada exposición a clima cálido.
- Minimizar el tiempo en el sol durante el verano.
- Usar ropa apropiada que ventila bien en el ejercicio.

Causas

- Deshidratación antes de actividades al aire libre;
- Demasiada exposición a clima caliente;
- Muchas otras causas todas relacionadas con ambientes calientes.

Signos y síntomas

Calambres/enfermedades por el calor (leve)

- Sed;
- Sudoración;
- Piel caliente;
- Dolores musculares.

Agotamiento por calor (moderado)

- Igual que el anterior más;
- Actúa de forma anormal (cambio en la capacidad de respuesta);
- Mareo; Dolor de cabeza
- Náuseas y vómitos;

Golpe de calor (¡graves y mortales!)

- Temperatura corporal extremadamente alta;
- Pérdida de la capacidad del cuerpo para enfriarse;
- A menudo, el paciente tendrá la piel seca porque ha dejado de funcionar el mecanismo de defensa del cuerpo al calor (sudoración).
- Crisis convulsive;
- Mareos, náusea, vómito;
- Pérdida del conocimiento.

Cómo sucede
- El medio ambiente o circunstancias (demasiado ejercicio sin hidratación apropiada) causa sobrecalentamiento en los sistemas del cuerpo.
- La persona no bebe suficiente agua para refrescarse;
- La condición progresa y empeora a un punto donde ya no funcionan los mecanismos de defensa. La temperatura del cuerpo continúa aumentando, mientras que fallan los mecanismos de defensa (como el sudor).

Lo que debe hacer
- Mover a un lugar fresco.
- Si la persona puede beber, darle agua o una mezcla de 50/50 agua y Gatorade para reemplazar los electrolitos perdidos.
- Coloque una compresa fría o una toalla mojada en la zona de la ingle y las axilas. Grandes cantidades de sangre circulan en estas áreas, haci que, con colocar elementos de frío en la ingle y las axilas, puede ayudar a enfriar la sangre y la temperatura central del cuerpo.
- Utilizar aire acondicionado o ventiladores.

Cuándo llamar al 9-1-1
- Pérdida del conocimiento;
- Comportamiento inusual;
- Si no está seguro o en caso de duda, llame al 911;
- Llame al 9-1-1 para el agotamiento por calor o golpe de calor -¡inmediatamente!

Emergencias de frío

Definición

Ambientes fríos y exposición al agua fría

Causas

Exposición a un ambiente frío por un período de tiempo prolongado.

Signos y síntomas
- Una disminución de la temperatura corporal central;
- Si la persona está mojada, esto aumenta el riesgo de hipotermia;
- Temblando de frío;
- Azulada de la piel y labios;
- Actúa anormal;
- Pérdida del conocimiento.

Cómo sucede
- El cuerpo se enfría por las condiciones ambientales.
- Rápidamente puede progresar de escalofríos a inconsciencia.

Lo que debe hacer
- Quitar la ropa mojada lo antes posible.
- Secar a la persona si él o ella está mojada.
- Mueva a un lugar caliente;
- Coloque paquetes calientes bajo la ropa, si están disponible.

Cuándo llamar al 9-1-1
- Casos severos;
- La persona actúa anormal.
- Paciente inconsciente;
- Cuando en duda, ¡llame al 9-1-1!

Sección 12: Emergencias de agua / Ahogamiento

Emergencias de agua /Ahogamiento

Definición

- Ahogamiento: muerte que se produce como resultado de asfixia por líquido. El líquido (generalmente agua) bloquea la absorción de oxígeno en el cuerpo y evita la respiración y ventilación adecuada.
- El casi ahogamiento: supervivencia de un evento en que líquido bloquea la absorción de oxígeno. Un casi ahogamiento puede ser "por pelos" o puede ser un evento devastador. En los casos más graves, la persona fue sumergida por tan largo tiempo que el cerebro ha sufrido un daño permanente por la falta de oxígeno. Si la persona recibe reanimación, puede permanecer en coma para el resto de su vida porque ya se ha producido el daño permanente al cerebro.

Causas

- Piscinas sin barreras o mal aseguradas. Sólo se toma un par de segundos para que un niño caiga en una piscina y se ahogue.
- Corrientes de agua agresivas;
- Común en las comunidades calientes;
- Incapacidad de nadar.

Signos y síntomas

- Dificultad para respirar;
- No respira;
- Agua que sale de la boca y la nariz;
- Azulada de la piel;
- Pérdida del conocimiento;
- No hay señales de vida.

Cómo sucede

- Agua entra en los pulmones.
- La persona es incapaz de respirar oxígeno. El corazón sigue bombeando la sangre no oxigenada al cuerpo, pero eventualmente el oxígeno no estará disponible para los órganos.
- El agua salada y el agua de piscina causan daños serios a los pulmones.
- No llega oxígeno al cerebro;
- La persona pierde la conciencia y eventualmente entrará en paro cardíaco.

Lo que debe hacer

- Retire a la persona del agua.
- Comience RCP si está indicado.
- Llame al 9-1-1.

Cuándo llamar al 9-1-1

- Cualquier ahogamiento/casi ahogamiento;
- No se puede retirar la víctima del agua;
- Pérdida del conocimiento;
- Falta de respuesta;
- Dificultad para respirar;
- Tos excesiva;
- No actuar normalmente;
- En caso de duda, ¡llame al 9-1-1!

Infarto Cerebral

Vía aérea

• Abra la vía aérea - utilice la maniobra de Chin Lift Tilt de la cabeza
• Si se sospecha que el paciente puede ser una víctima de trauma, puede tener una lesión en el cuello. Se recomienda usar la maniobra de empuje mandibular.

Respiración

• Compruebe que hay respiración observando si el pecho sube y baja. Escuche si hay intercambio de aire y movimiento de aire.
• Si no se encuentra respiración, comience RCP.
• Si se encuentra la respiración, coloque al paciente en posición de recuperación HAINES.
• Tenga en cuenta el patrón de respiración.
• ¿Es más rápido de lo normal?
• ¿Es irregular?
• ¿Hay ocasionales "suspiros" de aire (también llamado respiración agónica)? Si es así, esto no es suficiente. ¡Comience RCP inmediatamente!

Circulación

• La sangre contiene oxígeno y nutrientes que cada órgano en el cuerpo necesita constantemente.
• La circulación es la capacidad del cuerpo para bombear la sangre y llevarla a todos los órganos del cuerpo.
• Busque si hay hemorragia que amenaza la vida, incluyendo grandes cantidades de pérdida de sangre.
• Detenga el sangrado inmediatamente aplicando presión directa (use de protección personal).
• Verifique si hay signos de mala circulación:
• Color - de la piel pálido o azulado;
• Condición de la piel - sudada;
• Temperatura de la piel - fresca o fría.

Ataques al corazón

Realidad
Ataques al corazón son la principal causa de muerte evitable en los Estados Unidos

Prevención
En general, pueden prevenirse a través de un estilo de vida saludable (dieta y ejercicio). Existe una pre-disposición genética en algunas personas de sufrir ataques al corazón más que en otros.

Definición
• El corazón necesita sangre al igual que otros órganos importantes del cuerpo. El corazón recibe su propio suministro de sangre de las arterias coronarias.

• Un ataque cardíaco se produce cuando hay una interrupción o flujo sanguíneo insuficiente a las arterias coronarias del tejido del corazón.

• Una falta de flujo sanguíneo produce daño al tejido cardíaco o la muerte.

• Un ataque cardíaco también se llama infarto de miocardio. Infarto de miocardio del tejido cardíaco = muerte o necrosis.

Signos y síntomas (que buscar)
• Dolor de pecho o presión, (descrito a veces como "Elefante sentado sobre mi pecho.";
• Dolor de brazo izquierdo;
• Dolor se irradia a la mandíbula;
• Quejas de mareo;
• Sentimientos de perdición ruina;
• Pálido y sudoroso;
• Dificultad para respirar.

¡Algunas personas pueden tener todos estos síntomas, mientras que otros pueden tener ninguno! ¡Estos síntomas pueden ser "típicos" pero mantenga en mente que cada persona es diferente! Es importante obtener un historial médico y preguntar si hay antecedentes de enfermedades del corazón en la familia, es fumador el paciente, etc....

Cómo sucede

- Algo provaca que una (o más) de las arterias coronarias se bloqueen, y se detiene el flujo sanquineo a una porcion del corazón.
- El corazón es privado de oxígeno por falta de flujo sanguíneo adecuado.
- Se daña el músculo cardíaco (miocardio).
- La persona puede sufrir un daño permanente o incluso la muerte.

Lo que debe hacer

- Haga que la persona se sienta tan cómoda como sea posible;
- Llame al 9-1-1;
- Si la persona deja de respirar, comience RCP;

Cuándo llamar al 9-1-1

- Cuando la persona presenta síntomas de un ataque al corazón;
- Si simplemente no está seguro, llame al 9-1-1;
- Siempre errar por el lado de la precaución.

Derrame Cerebral

Definición
Derrames cerebrales son similares a ataques al corazón en que ambas condiciones son una enfermedad del vaso sanguíneo. Los derrames cerebrales implican la pérdida repentina de oxígeno del flujo sanguíneo inadecuado a los tejidos del cerebro. Pueden ser descritos como oclusiva o hemorrágica (una obstrucción o una hemorragia).

Causas

• Fumar y riesgo de aumento de la alta presión arterial;
• Los factores genéticos desempeñan un papel en el riesgo.

Prevención

• Estilo de vida saludable (es decir, dieta y ejercicio);
• Chequeos médicos frecuentes.

Signos y síntomas (que buscar)

• Trastornos del habla;
• Mareo;
• Actúa raro e inusual;
• Facial caída;
• Incapacidad para repetir una frase;
• Incapacidad de comunicarse adecuadamente.

¡Algunas personas pueden tener todos estos síntomas, mientras que otros no tienen ninguno! ¡Estos síntomas pueden ser "típicos"! ¡Recuerde, nuestros cuerpos todos actúan diferentemente en ciertas situaciones!

Nota: Ataques isquémicos transitorios (AIT), se describen como un movimiento temporal que puede simular signos y síntomas de un derrame cerebral, pero son causados principalmente por una reducción del flujo sanguíneo. Sin embargo, aumentan las posibilidades de que el paciente tenga un derrame cerebral en el futuro.

Cómo sucede

• Un coágulo en el cerebro bloquea el flujo de sangre al tejido cerebral, o un vaso sanguíneo se rompe causando sangrado masivo en el cerebro.
• El tejido cerebral pierde oxígeno por disminución o falta de flujo sanguíneo;
• La persona sufre de síntomas anteriores.

Lo que debe hacer

• Llame al 9-1-1;
• Coloque a la persona en su lado para que no se ahogue en su saliva.

Cuándo llamar al 9-1-1

• Cuanto antes – La AIT puede ser permanente o temporal. ¡No tiene las herramientas para determinar esto fuera del hospital, así que llame al 9-1-1 rápidamente para el tratamiento inmediato del paciente!
• Lleve a la persona al hospital rápidamente.
• La mejor manera de transporte es a través de ambulancia.

PARECE FAST

Cara – Pídale a la persona sonreír. ¿Caer un lado de la cara?

Brazo – Pedirle a la persona que levante ambos brazos. ¿Un brazo de la deriva hacia abajo?

Discurso – Pedirle a la persona que repita una oración simple (tales como, "el cielo es azul."). ¿Es el discurso slurred? ¿Puede la persona repita la oración correctamente?

Tiempo, Llame al 9-1-1 inmediatamente si usted descubre cualquier señal de un derrame cerebral. Trate de determinar el tiempo de cuando las señales aparecieron por primera vez. Tenga en cuenta el tiempo de la aparición de señales y reporte al tomador de llamada o al personal de EMS cuando llegan.

Enfermedad respiratoria

Definición

Un deterioro de la función respiratoria debido a la enfermedad, infección u otras condiciones médicas.

Causas

- Hábito de fumar;
- Puede ser genética o espontáneo;
- Infección.

Prevención

- Ejercicio;
- Estilo de vida saludable;
- Puede ser controlada por la medicina.

Signos y síntomas (que buscar)

- Dificultad para respirar;
- Aspecto pálido o azulado;
- Sibilancias (generalmente se encuentra en el asma);
- Tos;
- Fiebre;
- Cambio en las facultades cognitivas (comienzo de confusión);
- ¡Algunas personas pueden tener todos estos síntomas, mientras que otros no tienen ninguno! Estos síntomas pueden ser "típicos" pero nuestros cuerpos pueden actuar diferentes. ¡Así que cuidado!

Cómo sucede

- La persona tiene dificultad para respirar;
- Una disminución de oxígeno en la sangre.
- Si hay menos oxígeno en el torrente sanguíneo los órganos del cuerpo se asfixian.

Lo que debe hacer

- Si es asmático, ayude al paciente a encontrar su medicina (generalmente un inhalador);
- Llame al 9-1-1;
- Obtenga información sobre el problema.
- Haga muchas preguntas (si el paciente no puede hablar porque él o ella no puede respirar bien, trate de calmar al paciente);
- Comparta la información a los despachadores o socorristas que lleguen a la escena.

Cuándo llamar al 9-1-1

- Hay severa dificultad para respirar;
- Lo persona deja de respirar;
- Lo persona pide ayuda;
- Fiebre alta;
- Pecar de cauteloso y llame cuando hay alguna duda.

Diabetes

Definición

La diabetes es un trastorno endocrino que afecta a una hormona en el cuerpo llamada insulina. Cada célula de su cuerpo requiere glucosa para sobrevivir. Al igual que usted y yo necesitamos comer durante todo el día para mantener nuestra energía, las células de nuestro cuerpo necesitan alimento (glucosa) para realizar sus funciones específicas. La Glucosa está presente en el torrente sanguíneo, pero no puede entrar en las células sin la ayuda de la insulina. Piense de la insulina como la "llave" que abre puertas de las células y permite que la glucosa entre.

Dos tipos (I y II)

• **Tipo I:** Generalmente diagnosticado cuando un niño o un adulto joven. El cuerpo no produce insulina. Sin una cantidad suficiente de insulina, las células son privadas de la glucosa necesaria.

• **Tipo II:** El cuerpo no produce suficiente insulina o las células ignoran la insulina producida. De cualquier manera, hay una deficiente cantidad de glucosa disponible para las células.

Causas

• Inactividad;

• Obesidad;

• Predisposición genética

• Americanos nativos, hispanos y otras minorías corren mayor riesgo de desarrollar Diabetes.

• Algunas mujeres pueden desarrollar Diabetes gestacional durante el embarazo.

Prevención

• Mantener un estilo de vida saludable;

• Perder el peso excesivo;

• Mantener el consumo de azúcar a un límite razonable;

Signos y síntomas

Alta azúcar en la sangre (se observa con un glucómetro o medidor de glucosa)

• Ganas frecuentes de orinar;
• Deshidratación;
• Olor afrutado;
• Letárgico;
• Sed (sed excesiva y un constante deseo de beber más agua);
• Aumento de respiraciones.

Baja azúcar en la sangre (se observa con un glucómetro, o un medidor de glucosa)

• Mareo;
• Pálido y sudoroso;
• Inconsciente;
• Actuar irritable o anormal.

Nota: ¡Algunas personas pueden tener todos estos síntomas, mientras que otros pueden tener ninguno! ¡Estos síntomas pueden ser "típicos" pero nuestros cuerpos pueden actuar de forma diferente!

Lo que debe hacer

• Pregúntele a la persona cómo él o ella maneja su diabetes normalmente.
• Busque la insulina que es un medicamento para diabético. El paciente puede tomar insulina u otro medicamento para su condición.
• Si la persona esta insensible, coloque en posición de recuperación Haines.

Cuándo llamar al 9-1-1

• Si inconsciente;
• Si la persona pide ayuda;
• Si la persona está actuando anormal;
• Si usted se siente incómodo con la condición de la persona;
• Si no está seguro entonces ¡llame al 9-1-1!

Sección 17: Reacciones alérgicas
Reacciones alérgicas
Definición
• Extrema reacción corporal a la sustancia extraña;
• Exposición al alergénico desconocido;
• A veces puede ocurrir espontáneamente;
• Algunas personas son alérgicas a la medicación;
• No hay prevención conocida excepto la evitación de sustancias alérgicas conocidas;
• La mayoría de las personas que tienen una alergia son alérgicas a las abejas o ciertos tipos de alimentos.
• Las personas pueden con el tiempo desarrollar una alergia a un alimento o medicamento.

Signos y síntomas
• Urticarias;
• Picazón;
• Verdugones;
• Dificultad para respirar (casos severos);
• Sonido respiratorio anormal, chillón (estridor) - también se encuentra en casos severos;
• Pérdida del conocimiento.

Cómo sucede

• El cuerpo reacciona exageradamente a la introducción de una sustancia extraña.
• Puede proceder de leve a severa;
• En los casos más graves, la persona tendrá dificultad para respirar y las vías respiratorias pueden hincharse. Esta es una situación de vida o muerte llamada Shock anafiláctico.

Lo que debe hacer

• Averiguar si la persona tiene un Epi-Pen (una jeringa que contiene una pequeña dosis de epinefrina para reacciones alérgicas). Algunas personas que tienen alergias severas llevan una Epi-Pen en mano en todo momento.
• Trate de averiguar qué pudo haber causado la reacción.

Cuándo llamar al 9-1-1

- Cualquier reacción que parece estar progresando rápidamente;
- Cualquier reacción que causa una fiebre o dolor intenso;
- Dificultad para respirar;
- En caso de duda, ¡llame al 9-1-1!

Artículo 18: las convulsiones
Convulsiones

Definición

• Actividad eléctrica incontrolada en el cerebro que puede causar convulsiones, signos físicos, alteraciones del pensamiento o una combinación de problemas.
• Puede ser el resultado de traumatismo, enfermedad del cerebro o disfunción

Causas

• Trauma;
• Tumor;
• Hipoxia (falta de oxígeno);
• Condiciones genéticas;
• Envenenamiento;
• Infección;
• Fallos eléctricos del cerebro.

Prevención

• Medicación contra las convulsiones;
• Intervención quirúrgica.

Signos y síntomas

• Desde una mirada en blanco al movimiento corporal incontrolable;
• Convulsiones incontrolables, dramáticas y la sacudida del cuerpo;
• Si la persona que activamente está teniendo una convulsión, no está consciente.
• El paciente tiene una alta probabilidad de morder su linguia, de apretar la mandíbula.
• En casos de trauma las convulsiones pueden ser consecuencia de lesión cerebral.

Cómo sucede

- Puede ser el resultado de traumatismo, anormalidad genética o disfunción cerebral.
- Las convulsiones son bastante comunes en niños con fiebre creciente (generalmente por encima de 104 ° f).

Lo que debe hacer

- No force las partes del cuerpo a permanecer en posición. Esto puede causar lesiones.
- Colocar en un terreno blando o poner almohadas alrededor de la persona.
- Protege al paciente de lesiones, pero no trate de detener la convulsión. Por ejemplo, no la sostenga de las manos y las piernas, pero mover el vidrio y otros objetos peligrosos del ambiente.
- ¡NO COLOQUE NADA EN SU BOCA! ¡PUEDE MORDER Y ROMPER LOS ¡DIENTES! ESTOS DIENTES ROTOS PUEDEN CAER EN LAS VÍAS RESPIRATORIAS Y CAUSAR MÁS PROBLEMAS RESPIRATORIOS.
- Obtenga información acerca de la persona si es práctico hacerlo.
- ¿Esto es normal para el paciente? ¿Tiene un trastorno convulsivo?
- ¿Toma medicina?
- Tomó la medicina hoy en día?
- ¿Cuánto tiempo ha durado la convulsión?

Cuándo llamar al 9-1-1

- Cualquier tipo desconocido o inusual de actividad de convulsiva;
- Cuando miembros de la familia soliciten
- En caso de duda, llame al 9-1-1.

Sección 19: Quemaduras
Quemaduras

Definición

• La quema de la piel que puede ocurrir de químicas, una fuente térmica de calor o radiación.

Prevención

• Manejar en forma segura el fuego;
• Evitar el fuego si es posible;
• Ser consciente de sus alrededores, especialmente cuando está en o alrededor de una zona de peligro;
• Tenga mucho cuidado cuando se trata con productos químicos;
• Practique el seguro manejo de todos los riesgos.

Causas

• Quemaduras termales-exposición al calor extremo o fuego;
• Quemaduras químicas-de ácidos fuertes o bases fuertes (ambos se pueden utilizar en productos de limpieza).
• Quemaduras por radiación-resultantes de la exposición a la radiación (es decir, máquinas médicas de la proyección de imagen). ¡El sol es una fuente común de quemaduras por radiación!

Signos y síntomas

Hay tres tipos principales de quemaduras y son clasificados basados en la severidad de la quemadura. La piel se compone de diferentes capas. La parte externa de la piel se llama **LA EPIDERMIS**. Debajo está **LA DERMIS**, y por debajo de la dermis es **LA CAPA SUBCUTANEA.** Se trata de información importante para saber ya que las quemaduras son lesiones bastante comunes, y si se llama al 9-1-1, puede ser usted una parte integral del sistema de servicios medicos de urgencia notificando a los despachadores sobre la gravedad de las quemaduras.

Tipos de Quemaduras

Quemaduras de 1er grado

- Piel enrojecida en el sitio de la quemadura;
- Quemaduras de 1er grado solo afectan la parte superficial (epidermis) de la piel;
- Dolor leve;
- Una quemadura de sol se clasifica como una quemadura de grado 1.

Quemaduras de 2 º grado

- Implicación profunda de las capas de la piel (la dermis);
- Puede provocar ampollas;
- Mayor área de superficie;
- Dolor moderado a severo.

Quemaduras de 3er grado

- Implicación del tejido más profundo (la capa subcutánea);
- Ocurren ampollas y carbonización de la piel, de los músculos y a veces los huesos.
- Generalmente cubren una gran parte del cuerpo;
- Dolor insoportable en el sitio de la quemadura;
- Tejido muerto (incluyendo el músculo y piel);
- El tejido quemado puede ser de color negro.

Lo que debe hacer

- Detenga el proceso de quemadura si es seguro hacerlo. Si la persona está en llamas, intente apagar el fuego si no se pone en peligro usted.
- Si es una lesión química, aplique corriente de agua fría durante al menos 20 minutos.
- No toque a una víctima de electrocución;
- Apague la electricidad si es posible sin poner en peligro a sí mismo;
- ¡SER CONSCIENTE DE SUS ALREDEDORES!
- ¡No quiere ser herido tratando de ayudar a la persona!

Cuándo llamar al 9-1-1

- Quemaduras de 3er grado y de 2 ° grado si muy severa;
- Dificultad para respirar;
- Piel ennegrecida;
- La persona lesionada sufre dolor severo;
- Quemaduras en la cara o la cabeza;
- En caso de duda, llame al 9-1-1!

Botiquín de primeros auxilios

Los botiquines de primeros auxilios comprados en la tienda son aceptables, pero es una buena idea acumular propios elementos necesarios para satisfacer las necesidades de usted y de las personas que lo acompañan y lo que se ocupe según la situación. Por ejemplo, elementos necesarios en un botiquín de primeros auxilios para un viaje de campamento de verano en la playa pueden variar grandemente de artículos necesarios en un viaje de esquí en invierno. Los artículos pueden variar dependiendo para quien son, incluyendo los niños, los bebés o las personas con necesidades especiales o condiciones médicas, etc.

Aquí está una lista estándar de artículos sugeridos para un botiquín general. NOTA: ESTE NO ES CONSEJO MÉDICO. CONSULTE A SU MÉDICO ANTES DEL USO DE CUALQUIER MEDICAMENTO O TRATAMIENTO QUE IMPLICA ESTE KIT:

- ✓ Tina de plástico o bolsa de viaje (use una tina de plástico con una tapa o un pequeño maletín para guardar sus primeros auxilios. Así, hay mucho espacio y es portátil.)
- ✓ Celular (incluso si el teléfono celular es viejo y ya no tiene servicio, siempre y cuando tenga una batería cargada, puede todavía ser utilizado para llamar al 9-1-1 en una situación de emergencia.)

- ✓ Números de teléfono de emergencia (incluyendo números de contacto de su médico de familia y pediatra, servicios locales de emergencia, proveedores de servicios de emergencia de carretera y el centro regional de control de envenenamientos).
- ✓ Lápiz y papel para anotar la información
- ✓ Formularios de historia clínica para cada miembro de la familia
- ✓ Pequeña, linterna impermeable y baterías extras
- ✓ Velas y cerillas, bengalas de carretera
- ✓ Filtro solar y gel de sábila
- ✓ Manta de emergencia de espacio (y manta para niños pequeños)
- ✓ Manual de instrucciones de primeros auxilios
- ✓ Carbón activado (esto es opcional, utilizar sólo si se indica por el centro de control de envenenamiento)
- ✓ Medicamentos antidiarreicos y medicamentos anti mareo
- ✓ Antihistamínico oral sin receta médica, como la difenhidramina (Benadryl)
- ✓ Aspirina y aspirina no analgésicas (nunca de aspirina a los niños)
- ✓ Crema de hidrocortisona sin receta
- ✓ Medicamentos personales que no necesitan refrigeración
- ✓ Epi-Pen (si prescrito)
- ✓ Jeringa, taza para medicina o cuchara
- ✓ Ungüento antibiótico
- ✓ Solución antiséptica o toallitas

- ✓ Vendas, incluyendo un rollo de vendaje elástico (Ace, Coban, otros) y tiras de vendaje (Band-Aid, Curade, otros) en varios tamaños
- ✓ Compresas frías instantáneas y paquetes inmediatos del calor
- ✓ Bolas de algodón y aplicadores con punta de algodón
- ✓ Guantes desechables de látex o guantes sintéticos, por lo menos dos pares
- ✓ Cinta adhesiva y cinta médica adhesiva
- ✓ Almohadillas de Gasa y rollos de gasa de varios tamaños
- ✓ Bolsas de plástico para la eliminación de materiales contaminados
- ✓ Alfileres de gancho en diferentes tamaños, así como tijeras y pinzas
- ✓ Jabón líquido y desinfectante de manos instantáneo
- ✓ Estéril lavaojos, como una solución salina y una pequeña taza con tapa
- ✓ Una botella de agua sin abrir
- ✓ Termómetro
- ✓ Vendas el triangular
- ✓ Jeringa para pavo u otro dispositivo de succión para el lavado de heridas
- ✓ Tampones y toallas femeninas si es necesario
- ✓ Toallitas de bebé y pañales si es necesario
- ✓ Paquetes de miel o una caja de jugo para situaciones de diabetes y un glucómetro si es necesario

✓ Vinagre, en una pequeña botella o paquetes individuales para ayudar en las picaduras de la vida marina

✓ Revise su botiquín de primeros auxilios cada tres meses para asegurarse de que nada está caducado o tiene que ser reemplazado y también mantenga el equipo fuera del alcance de los niños.

Sección 21: Resumen Reproducible y prueba
Resumen de primeros auxilios
Usted puede cortar y pegar y utilizar lo siguiente para su maestro manual o información de preparación de emergencia

Examen de RCP

- Asegúrese de que el lugar este seguro.

- Use equipo de protección (máscara del RCP, guantes, etc.)

- Compruebe a que nivel de capacidad reacciona.

- Llame al 9-1-1 si es necesario.

- Compruebe que hay respiración durante 5 a 10 segundos.

- Si lo es posible compruebe si tiene pulso durante no más de 10 segundos.

- Si no hay pulso, inicie 30 compresiones a un ritmo de 100 por minuto.

- Abra la vía aérea y de dos insuflaciones de rescate. (Haga esto primero para los niños, bebés y víctimas de ahogamiento).

- Comience primero con compresiones para infarto cardiaco y para niños, bebés y victimas de ahogamiento, de insuflaciones. Solamente si no ha podido dar insuflaciones.

- Repita según sea necesario, hasta que llegue ayuda, hasta que la víctima despierte, o hasta que usted esté demasiado cansado para continuar. Use el AED si está disponible.

- Si hay pulso y respiración en la evaluación inicial, revise si hay lesiones y proporcione el tratamiento adecuado.

Trauma

Controle el sangrado aplicando presión directa con algo absorbente como una toalla o una camiseta. Si los órganos como los intestinos están expuestos, coloque un paño limpio o apósito sobre la herida y remoje con agua limpia o solución salina para mantener la herida húmeda. Signos de shock son palidez y sudoroso, sed, rápido latido del corazón, inconsciencia y pérdida de sangre excesiva. Si el paciente está entrando en shock, eleve los pies y cubra al paciente con una manta para mantener el cuerpo caliente. Llame al 9-1-1.

Envuelva las partes del cuerpo amputadas en un paño y ponga en una bolsa de plástico. Coloque la bolsa en hielo si está disponible y asegúrese de que la parte del cuerpo llegue al hospital con el paciente.

No quite objetos que estén perforando la piel ya que puede causar más daños y causar más sangrado. Estabilice el objeto y busque atención médica.

Para posibles huesos rotos, aplastados o dislocados, controle el sangrado si es una fractura abierta y llame al 9-1-1. Coloque al paciente en posición cómoda. No intente entablillar la lesión ya que puede causar más daño.

Si la persona tiene una posible lesión de cuello o de la médula espinal y está respirando bien, no mueva al paciente. Aconseje al paciente a que se mantenga quieto lo más posible hasta que llegue la ambulancia.

Lesiones dentales

Si alguien tiene un diente noqueado, considere que también puede tener una lesión en la cabeza. Signos de una lesión en la cabeza son visión borrosa, pérdida de conciencia, confusión, dilatación incorrecta de la pupila, náuseas y vómitos y somnolencia. No enjuague el diente y asegúrese de no tocar la raíz. Coloque el diente en leche, solución salina, o una bebida deportiva y lleve a la persona a un dentista o hospital dentro de una hora si es posible que el diente pueda ser colocado. No deje que el diente se seque o enjuague con agua.

Lesiones en los ojos

Si un pequeño objeto flotante libre está en los ojos, enjuague con agua limpia o solución salina. Si un producto químico (en polvo o líquido) entra en el ojo, incluso si no se quema inmediatamente, enjuague durante 20 minutos. Si el ojo se lesiona o se ve distorsionado, como una rasgadura en el diafragma, coloque un vendaje sobre el ojo y mantenga en su lugar sobre el ojo del paciente con cinta médica adhesiva. No ejerza presión. Si el objeto es grande, como un fragmento de metal, coloque una taza plástica o de papel sobre el ojo. Busque atención médica de inmediato.

Mordeduras y picaduras

Para las picaduras de abeja, raspe el aguijón con una tarjeta de crédito. Aplique hielo en el área de la picadura. Busque signos de una reacción alérgica con todos los tipos de mordeduras de insectos y picaduras, como escorpiones y mordeduras de la araña. Para mordeduras de serpientes venenosas, mantenga la parte afectada en ángulo debajo del corazón y llame al 9-1-1. Para mordeduras de animales no venenosos, como las mordeduras humanas, aplique presión para parar el sangrado y busque atención médica para la evaluación de la rabia, otras enfermedades o infecciones.

Picaduras y mordeduras de vida marina

Para las mordeduras y picaduras vida marina, controle el sangrado con presión directa. Elimine aguijones o tentáculos con una toalla o mano enguantada, enjuague el área con agua con sal y aplique una compresa empapada con vinagre para detener el ardor. Si esto no funciona, sumerja el área en agua caliente ya que el calor neutraliza el veneno. También puede utilizar amoníaco con ablandador de carne. (Algunas personas optan por orinar en la zona afectada porque la orina contiene una cantidad de amoníaco y está muy caliente).

Intoxicación, sobredosis

Los síntomas pueden ser variados, dependiendo de que fue la intoxicación. Puede ser por ingestión, inhalación, absorción o inyección. Si el paciente tiene dificultad para respirar, tiene mucho dolor, esta críticamente enfermo o inconsciente, llame al 9-1-1. De lo contrario, llame al control de venenos y le pueden ayudar. 1-800-222-1222.

Emergencias de calor

Si una persona esta mareada, tiene un dolor de cabeza, náuseas y vómitos o actúa anormal, mueva a la sombra o área fría, deje que el paciente repose, dele agua o 50/50 agua y Gatorade y observe si comienza a sentirse mejor. Golpe de calor es cuando el paciente está tan deshidratado que él o ella ha dejado de sudar. En este caso pueden ocurrir convulsiones o inconsciencia. Llame al 9-1-1.

Emergencias de frío

Azulada de piel y labios, temperatura corporal disminuida, acción anormal, pérdida del conocimiento. Retire al paciente del agua o la nieve. Seque al paciente, quítele toda la ropa y envuelva en una manta caliente y seca. Llame al 9-1-1 y mueva al paciente cercas de una fuente de calor tan rápidamente como sea posible.

Emergencias de agua /ahogamiento

Inicie la RCP inmediatamente, comenzando primero con las respiraciones. Llame al 9-1-1. Si el paciente comienza a vomitar, pónganlo en su lado para prevenir el ahogamiento.

Ataque al corazón

Dolor de pecho/presión, dolor de brazo, náuseas y vómitos, quejas de los vértigos, palidez y sudorosos, sentimientos de perdición y dificultad para respirar. Llame al 9-1-1. Ponga a la víctima en posición cómoda. Ayude con la correcta dosificación de la medicación prescrita si el paciente da su consentimiento. Comience RCP si el paciente deja de respirar.

Accidente cerebrovascular

Dificultad para hablar, mareos, dolor de cabeza, visión borrosa, actuando inusual, parálisis facial, no puede hablar o sonreír correctamente, no pone las manos uniformemente frente a sí mismo, o no tiene ningún síntoma. Llame al 9-1-1 y coloque a la persona en posición de recuperación. Comience RCP si el paciente deja de respirar.

Enfermedad respiratoria

Dificultad para respirar, aspecto pálido o azul, sibilancias y tos, fiebre, actuando inusual. Ayude al paciente con sus medicamentos si están disponibles. Si es grave la dificultad para respirar, si la persona deja de respirar, tiene una fiebre alta, o puede apenas hablar con usted, llame al 9-1-1.

Diabetes

La azúcar alta en la sangre: actúa anormal (enojado o irritado), deshidratación, sed, aumento de la respiración, orina frecuente, letargo. Baja azúcar en la sangre: mareos, pálido y sudoroso, actuar anormal (actuando borracho o confundido), irritable, inconsciente. Ayude al paciente con su medicación u otras necesidades, llame al 9-1-1 si es necesario, coloque en posición de recuperación. Una forma de azúcar líquida es mejor para tratar la hipoglucemia.

Reacciones alérgicas

Urticaria, comezón, hinchazón y enrojecimiento, ronchas, dificultad para respirar, sibilancias, irritación de la garganta o canal auditivo, náuseas y vómitos, estornudos y tos, pérdida del conocimiento. Llame al 9-1-1 si el paciente comienza a tener dificultad para respirar. Ayude al paciente con Epi-Pen, si está disponible.

Convulsiones

Desde una mirada en blanco y no responde, hasta sacudidas violentas y convulsiones del cuerpo. Llame al 9-1-1 si no es normal que el paciente tenga una convulsión. Limpie el área de los objetos que puedan causar daño al paciente. Coloque una almohada o una manta baja la cabeza del paciente para evitar lesiones. Si el paciente vomita o su boca se llena de sangre por morder su lengua, coloque en posición de recuperación para evitar asfixia. No coloque nada en la boca del paciente.

Quemaduras

Quemadura de primer grado: la capa superior de la piel, como quemadura de sol. Quemadura de segundo grado: quemadura de la segunda capa de la piel, causando ampollas. Quemadura de tercer grado: tejido carbonizado, piel negra hasta la capa de tejido grasoso. Para quemaduras de primer grado y quemaduras leves de segundo, trate estas con agua fría. Para una quemadura de tercer grado, no ponga nada en la quemadura ni la toque en absoluto. Trate de mantener al paciente calmado y llame al 9-1-1 para quemaduras severas de segundo grado, quemaduras de tercer grado y quemaduras en la cara y la cabeza especialmente en la zona de los ojos. Para quemaduras químicas, quité la ropa de la área expuesta y deje correr agua fría sobre el área por lo menos 20 minutos. Si el ardor persiste o en caso de duda, llame al 9-1-1.

EXAMEN de primeros auxilios –La prueba consta de 15 preguntas

Nombre: _____ Fecha: _____

Pregunta 1
La anafilaxia se defina como:
Seleccione la respuesta correcta
- ○ A. Una pieza de plástico.
- ○ B. Un tipo de medicamento de indigestión
- ○ C. Un leve ataque al corazón.
- ○ D. Una reacción alérgica severa.

Pregunta 2
Una abrasión es mejor descrita como:
Seleccione la respuesta correcta
- ○ A. Un afeitado de la piel.
- ○ B. El proceso por el que la sangre coagula.
- ○ C. Un tipo de mecanismo dental.
- ○ D. Un tipo de pegamento usado para devolver a la piel.

Pregunta 3
Usted va en una caminata con una de sus amigas cuando nota que su amiga ha sido picada por una abeja. Su amiga tiene una alergia grave y lleva un Epi-Pen con ella. Usted debe:

Seleccione la respuesta correcta
- ○ A. Chupar el veneno de la abeja de la herida.
- ○ B. Eche agua sobre el área infectada.
- ○ C. Extraiga el aguijón con la uña o una tarjeta de crédito en un movimiento de barrido en la zona del piquete. Y luego ayude al paciente con el uso de su Epi-Pen como lo indique su médico.
- ○ D. Deja a tu amiga sola e ir a buscar ayuda.

Pregunta 4

¿Cuál de estos síntomas se asocia con una quemadura de 3er grado?

Seleccione la respuesta correcta

- A. Piel ligeramente enrojecida.
- B. Sangrado excesivo.
- C. Piel ennegrecida y carbonizada.
- D. Piel congelada.

Pregunta 5

Usted está hablando con una compañera de trabajo cuando ella inmediatamente se convierte en rígido, cae al suelo y comienza a tener una convulsión, usted debe:

Seleccione la respuesta correcta

- A. Coloque su mano en el centro del pecho y comience RCP.
- B. Limpie la zona que rodea al paciente de objetos duros o afilados para evitar lesiones futuras.
- C. Les obligan a mantener quietos ya que es la mejor manera de proteger de cualquier daño.
- D. De un golpe en la cara en un intento de despertar al paciente de la convulsión.

Pregunta 6

Nombre dos circunstancias donde podría llamar 9-1-1 para alguien que tiene signos y síntomas de golpe de calor:

Seleccione la respuesta correcta

- A. Escalofríos y dolor en el dedo del pie.
- B. Actuando inusual e inconsciente.
- C. Sudoración y sed leve.
- D. Riendo y bromeando.

Pregunta 7

Dos signos de ataque al corazón son:

Seleccione la respuesta correcta

- ○ A. Dificultad para hablar y dolor de cabeza.
- ○ B. Dolor del brazo y risa incontrolable.
- ○ C. Parálisis y dolor en los ojos.
- ○ D. Dolor en el pecho y náuseas.

Pregunta 8

¿Cuál es la principal diferencia entre un derrame cerebral y una AIT?

Seleccione la respuesta correcta

- ○ A. Los AIT son temporales, mientras que derrame cerebral pueden ser permanentes.
- ○ B. Derrames cerebrales representan cómo un golfista hace swing mientras que AITs suceden en el béisbol.
- ○ C. Derrames cerebrales pueden implicar trastornos del habla mientras que AIT no.
- ○ D. AITs son causadas por dormir demasiado, mientras que los Derrames cerebrales son por no dormir lo suficiente.

Pregunta 9

Conduces en un día frío/nevado por el camino cuando notas que alguien esta acostado en un charco de lodo. Ya han determinado que la persona está actuando anormalmente y han llamado 9-1-1. El siguiente paso que debe tomar es:

Seleccione la respuesta correcta

- ○ A. Retire de la zona, muévala a un lugar estable y quítele la ropa mojada de tan pronto como sea posible.
- ○ B. Ponga mantas sobre la persona para mantener el calor.
- ○ C. Mantenga en la zona y quite la ropa mojada.
- ○ D. No los mueva que más pueden agravar su condición.

Pregunta 10

¿Cuál de las siguientes afirmaciones con respecto a ataques al corazón es verdadero?

Seleccione la respuesta correcta

- A. Son la principal causa de muerte evitable en los Estados Unidos
- B. La persona a menudo tiene un olor afrutado asociado a la condición.
- C. Ocurren sólo en los hombres.
- D. Es contagiosa.

Pregunta 11

Es necesario recibir ___ antes de tratar a un paciente adulto consciente.

Seleccione la respuesta correcta

- A. Consentimiento
- B. Dinero
- C. Tratamiento
- D. Una llamada telefónica

Pregunta 12

Nombre el primer y más importante paso en la prevención de la pérdida de sangre en el paciente de trauma.

Seleccione la respuesta correcta

- A. Aplicar presión directa.
- B. Colocar hielo en el área afectada.
- C. Colocar un torniquete por encima de la zona afectada.
- D. Colocar un torniquete por debajo de la zona afectada

Pregunta 13

La diabetes es una enfermedad que implica:

Seleccione la respuesta correcta

- A. Cuero cabelludo, seco, desmigado.
- B. El brazo y la pierna.
- C. La regulación de azúcar en la sangre.
- D. La regulación del colesterol.

Pregunta 14

Los cuatro tipos de veneno son:

Seleccione la respuesta correcta

- A. Caminando, corriendo, haciendo jogging y saltando.
- B. Intrusión, elusión, aliteración y creación.
- C. Inyección, ingestión, absorción y la inhalación.
- D. Picadura, respiración, cortar y empuje.

Pregunta 15

Está ayudando a una hembra adulta que ella tiene asma, pero es demasiado débil para encontrar su medicamento. Usted debe...

Seleccione la respuesta correcta

- A. llame al 9-1-1. inmediatamente
- B. Ir a buscar su inhalador para que ella misma pueda proporcionar un tratamiento.
- C. Ponga boca abajo en el sofá para coger que pueda respirar.
- D. Deje que su perro salga afuera, ya que esta condición es probablemente causada por una alergia a los animales domésticos.

Respuestas a la prueba:

1) D
2) A
3) C
4) C
5) B
6) B
7) D
8) A
9) D
10) A
11) A
12) A
13) C
14) C
15) B

Puntación Final _____

FUENTES:

Asociación de Control de envenenamiento
Nacional del veneno datos sistema (NPDS centro): 26 informe anual,
http://www.aapcc.org/dnn/NPDSPoisonData/AnnualReports/tabid/125/Default.aspx.
Acceso de septiembre de 2015.

Asociación de Diabetes Americana. *2007 nacional Diabetes hoja de datos,*
http://www.diabetes.org/.
Acceso de septiembre de 2015.

American Lung Association. *Sobre el asma,*
http://www.lungusa.org/Lung-Disease/Asthma/About-Asthma/
Acceso de septiembre de 2015.

Asociación Americana del corazón. *RCP hechos y estadísticas,*
http://www.americanheart.org/presenter.jhtml?identifier=3034352
Acceso de septiembre de 2015.

Aplicación de primeros auxilios Cruz Roja
https://iTunes.Apple.com/us/app/First-Aid-by-American-Red-Cross/id529160691?Mt=8
Acceso de septiembre de 2015.

Asma y alergia la Fundación del americano: *Resumen de asma,*
http://www.AAFA.org/display.cfm?ID=8&cont=8
Acceso de septiembre de 2015.

Centros para el Control y la prevención. *Preguntas frecuentes de clima invernal,*
http://www.BT.cdc.gov/Disasters/Winter/FAQ.Asp
Acceso de septiembre de 2015.

Fundación de la epilepsia. *Estadísticas de convulsiones y epilepsia*
http://www.epilepsyfoundation.org/about/Statistics.cfm
Acceso de septiembre de 2015.
.

Inicio el Consejo de seguridad. *Consejos de prevención, del veneno*
http://homesafetycouncil.org/SafetyGuide/sg_poison_w001.asp
Acceso de septiembre de 2015.

MayClinic.com. *hipotermia: factores de riesgo*
http://www.mayoclinic.com/health/hypothermia/DS00333/DSECTION=risk-factors
Acceso de septiembre de 2015.

MedlinePlus. *Hipotermia,*
http://www.nlm.nih.gov/medlineplus/hypothermia.html.
Acceso de septiembre de 2015.

Consejo Nacional de seguridad. *Lo más destacado de lesiones hechos, edición 2009,*
http://www.NSC.org/news_resources/injury_and_death_statistics/pages/HighlightsFromInjuryFacts.aspx
Acceso de septiembre de 2015

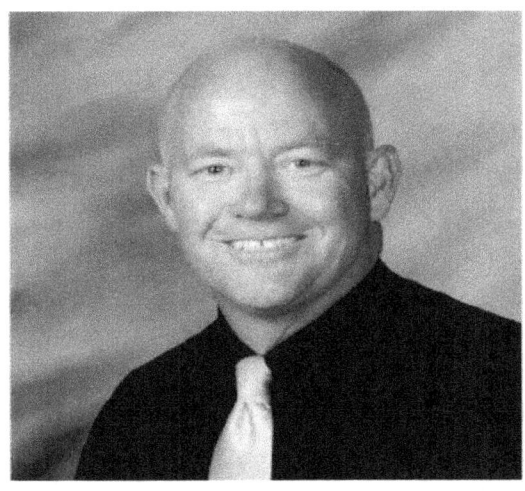

SOBRE EL AUTOR

Douglas Hall ha sido maestro por once años y administrador de escuelas por mas de veinticuatro años. Toda su carrera ha estado en el sistema escolar público donde fue el responsable directo de antes y después de la escuela, K-12 la escuela de verano, y el trabajo con organizaciones sin fines de lucro y la Comunidad. También trabajó durante 7 años como una Sala de Emergencia Técnico II y un técnico de EKG. Ha sido básico y avanzado Primera -Ayuda, así como la certificación de CPR en toda su carrera. También ha sido un muchacho de la Junta y Miembro del Club Asociado de las niñas, un miembro del consejo escolar, y actualmente enseña a nivel universitario.

Este libro es el resultado de la decisión del autor para compartir su experiencia con otros usuarios, especialmente aquellos a punto de embarcarse en una carrera en actividades recreativas que involucran a niños. Este manual es una guía práctica de la atención médica adecuada.

En treinta y cinco años en el sistema de educación, he observado que la mayoria del personal tienen estres y ansiedad con las lesiones de los estudiantes y con prestarles los primeros auxilios adecuados. Es una area en la que la mayor parte del personal esta muy incomoda por haber tenido poca o ninguna formacion suministrada. Su objeto es proporcionar un manual práctico que se podria anadir al manual de padres y maestros en todas las escuelas.

El Senor Hall obtuvo una licenciatura en biología y psicología de la Universidad de California, Riverside. También obtuvo su maestría en educación y administración educativa de National University.